CONSIDÉRATIONS

SUR

LA VACCINATION

DANS STRASBOURG.

CONSIDÉRATIONS

DE J. F. SCHWEIGHÆUSER,

DOCTEUR EN MÉDECINE,

SUR LA VACCINATION

DANS STRASBOURG,

SUGGÉRÉES

PAR LE MÉMOIRE SUR LA PETITE VÉROLE VRAIE ET
FAUSSE ET SUR LA VACCINE, PAR M. FODERÉ, PROF.
A LA FACULTÉ DE MÉDECINE DE STRASBOURG.

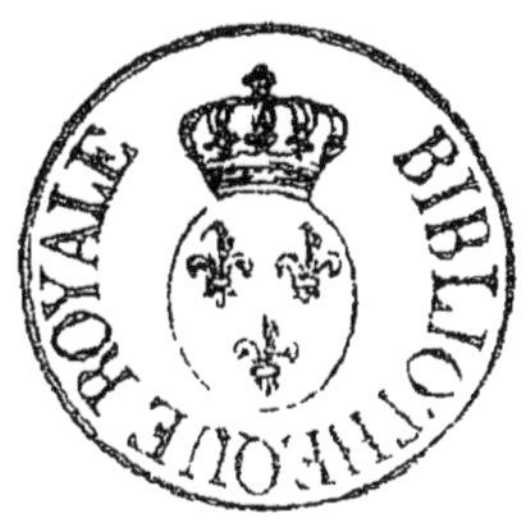

SUUM CUIQUE.

STRASBOURG,

JEAN-HENRI HEITZ, IMPRIMEUR-LIBRAIRE-ÉDITEUR;

PARIS,

JULES RENOUARD, LIBRAIRE.

1826.

CONSIDÉRATIONS

SUR LA

VACCINATION DANS STRASBOURG.

LE Mémoire de Monsieur le Professeur FODERÉ, *sur la petite Vérole vraie et fausse et sur la Vaccine,* offre une notice d'autant plus intéressante sur l'origine de la petite vérole, que, de nos jours, l'étude de l'histoire de l'art de guérir semble être négligée. D'après les recherches historiques du savant CURT SPRENGEL [1]), l'époque de la première apparition de cette maladie remonte à l'année 558 de l'ère chrétienne, et elle est d'origine asiatique. Si M. le Professeur FODERÉ en fixe l'époque à cent et quelques années plus tard et en attribue l'origine d'après FREIND, avec moins de vraisemblance, à une peuplade de l'Afrique, la remarque relativement au mélange d'hommes de différente race et de couleur qui peut produire de nouvelles maladies, ou du moins en exaspérer d'anciennes, ne doit néanmoins pas être perdue de vue, et je crois même devoir dire à cette occasion, que depuis la découverte de la vaccine, j'ai toujours eu en idée, que la petite vérole pourrait bien provenir d'un virus de quelque animal n'appartenant pas à l'espèce humaine. Cette opinion facile à concilier avec celle de M. le Prof. FODERÉ,

---

1) *Geschichte der Arzneikunde von* CURT SPRENGEL , Halle 1793. 2.ᵉ vol p. 286 – 289. Cet ouvrage classique est traduit en français.

et servant de même à expliquer la cause du degré de malignité de certaines maladies contagieuses, variable en raison de la disposition individuelle de chaque sujet, permet d'admettre plutôt le résultat d'un acte de reproduction animale, que celui de l'action d'un ferment, pour la contagion; laquelle d'après cette manière de voir, provenant, à l'égard de la vaccine, d'un organe propre à la nutrition, non de l'individu, mais d'autres êtres, doit avoir pour résultat une maladie moins disparate et moins forte, que la contagion de la part d'une autre matière animale propre à engendrer, en agissant sur un organe d'un autre animal propre à concevoir.

L'exposition succincte et exacte des symptômes de la petite vérole, de l'ordre dans lequel ils se présentent et de leur durée, en comparaison avec les autres maladies éruptives, qui au premier aspect peuvent être prises pour la petite vérole, a été d'autant plus nécessaire, que les pères de famille et les jeunes médecins de la génération actuelle n'ont pas encore été à même de voir et de suivre le cours de la variole, et sont portés à prendre pour cette maladie d'autres maladies éruptives, et surtout celle que nous observons fréquemment de nos jours et que l'on a nommée *Varicelle* ou *Varioloïde*, mais dont la durée n'est que de huit à dix jours au plus.

La contagion pouvant être considérée comme reproduction animale, pour certaines maladies contagieuses, et pour d'autres, comme résultat de l'action d'un ferment, la petite vérole et la vaccine seraient dans la première catégorie et la varicelle et la fausse vaccine dans l'autre. Cette dernière catégorie offrirait encore des variétés suivant l'aptitude que l'on accorderait à la matière, supposée engendrer, ou à la partie organique supposée concevoir. Ainsi le virus variolique agissant sur un vacciné ne produirait que la varicelle, parce que le corps de l'individu n'offre plus la faculté de concevoir, et reste passif; et la faculté d'engendrer du virus vaccin plus ou moins détruite ou affaiblie par la suppuration, la putréfaction, ou par une irritation mécanique locale, donnerait pour résultat une fausse vaccine, dont nous observons quelquefois une espèce, qui conserve encore l'aptitude à la reproduction, probablement lorsque la putréfaction n'en a pas entièrement détruit la faculté reproductive.

En considérant la varicelle ou la varioloïde, comme résultant du virus de la petite vérole, il faut bien la distinguer de ces autres exanthèmes de différentes espèces, que l'on nomme communément petite vérole volante, et que les anciens ont déjà connus, d'après p. 33 et 34 du mémoire de M. le Prof. FODERÉ.

Par l'inoculation de la petite vérole, l'on obtient plutôt l'espèce de variole appelée bénigne, qu'en la laissant arriver naturellement. Il me paraît que cette bénignité dépend de la circonstance, que l'organisation conçoit la contagion par un seul endroit, ou organe, lors de l'inoculation; tandis que la petite vérole naturelle se gagne à la fois tant par l'organe cutanée, que par les organes respiratoire et digestif, et que par conséquent la marche de la maladie est plus régulière dans le premier cas, que dans le second, mais aussi, en certains cas, trop légère pour détruire entièrement l'aptitude à la concevoir une seconde fois. La petite vérole par inoculation, ayant bien plus souvent, que la petite vérole naturelle, fourni des exemples, que les individus ont eu la maladie une seconde fois, me paraît souvent n'a-

voir été cette seconde fois que la varicelle, et n'a-
voir en ce cas pas observé la marche ni parcouru les
différentes périodes de la petite vérole; ou bien ces
inoculés ont pu dans la suite contracter la véritable
variole, parce que l'aptitude à la concevoir n'avait pas
été détruite par la première maladie : comme le vacciné en bonne forme peut contracter la varicelle, en
ce que, bien que préservé de l'action vitale du virus
variolique sur son corps par la vaccine, il ne l'est pas
de l'action de ce virus, comme ferment. Dans ce cas
l'organisation, au lieu de se prêter aux formalités
d'une incubation, de faire éclore, se former, station-
ner ou vivre, et dépérir l'exanthème, (ce dont elle est
incapable, parce que l'aptitude de concevoir a été détruite par la vaccination), elle cherche, par un faux
mouvement fébrile aux deux premiers jours, à s'opposer à l'action du ferment, et à le consigner à la sur-
face du corps. Le vacciné en bonne forme peut de
même dans la suite contracter une fausse vaccine, s'il
est vacciné une seconde ou une troisième fois.

Quant à la partie du mémoire de M. le Prof.
FODERÉ relative à la vaccination, les médecins
qui exercent dans la ville de Strasbourg, et surtout
ceux d'entre eux, dont l'exercice de l'art remonte
à l'époque, où la précieuse découverte de JENNER
ne fut pas encore connue, et qui, par conséquent,
ont été à même d'introduire et d'affermir la nou-
velle pratique de JENNER propre à proscrire la petite vérole, doivent à M. le Professeur FODERÉ la
plus vive reconnaissance pour la publication de son
mémoire. Dire et prouver, que malgré la réappa-
rition de la petite vérole, dans plusieurs contrées
de la France et de l'Europe, à Strasbourg aucun
vacciné n'en a pu être infecté, c'est faire l'éloge des

médecins qui y ont vacciné, et faire sentir le ridicule auquel s'exposent les praticiens, qui s'étayant de la simple opinion d'un radoteur anglais, voudraient introduire le renouvellement d'hypothèque pour la vaccination. Mais en attribuant la cause de cette exception honorable pour la police hygiénique de la ville de Strasbourg à l'effet de l'arrêté de M. le Préfet LEZAY-MARNÉSIA du 31 Octobre 1810, M. le Prof. FODERÉ ne semble pas juger dignes d'attention les médecins, qui en introduisant et en propageant la vaccination dans Strasbourg, ont, *dès le principe*, fait sentir l'importance d'une méthode sûre, et la nécessité d'observer et de suivre les effets de l'opération, avant de les déclarer valables, et le vacciné à l'abri de la maladie cruelle que la vaccination doit écarter.

Certes, c'est à cette méthode introduite dès le principe, dès 1800, par d'anciens médecins, auxquels l'honneur de l'art n'était pas indifférent, et à l'heureuse conservation de cette méthode, par tradition, même parmi la classe nombreuse des gens de l'art, qui n'ont d'autre motif pour l'exercer, que celui de faire bouillir la marmite, qu'est dû le succès de l'inoculation jennerienne dans la ville de Strasbourg, et la grande différence relativement au succès des vaccinations faites postérieurement à l'arrêté du 31 Octobre 1810, et dont on se plaint avec raison aujourd'hui. Si une circonstance a pu ralentir le zèle des médecins de Strasbourg et des environs et paralyser en partie leurs efforts relativement à la vaccination, c'est bien le malheureux arrêté du Préfet du 31 Octobre 1810, où, après avoir avancé, on ne sait ni pourquoi, ni comment, que *les pauvres de la ville de Strasbourg étaient privés des secours des médecins*, on s'étaie de cette supposition, pour expliquer, revoir et corriger la loi, et pour fonder un système de monopole et d'exclusion relativement à l'exercice de la médecine; et spécialement de la pratique de la vaccination.

La pauvre femme qui aurait, avec empressement, fait vacciner son enfant par un médecin de la ville, et aurait obtenu une juste rétribution de la part de parents aisés, pour le vaccin qu'elle aurait fourni à l'enfant de ceux-ci, est maintenant harcelée pour se rendre à la réunion, chez le médecin cantonal, pour laisser inoculer à son enfant une matière dans laquelle elle n'a pas de confiance.

Un médecin faisant tournée dans les campagnes, en commis à cheval, vaccine *gratuitement*, et sans trop se soucier dans la suite du succès de la vaccination, l'enfant de tel cultivateur, qui aurait donné un repas funéraire de deux cents francs, si cet enfant fût mort de la petite vérole; et le pauvre chirurgien de la campagne, auquel on a cependant recours dans des cas pressants, et qui d'ailleurs est autorisé par la loi à l'exercice de la médecine, est frustré de la légère rétribution qui lui serait revenue pour l'inoculation de la vaccine, et qu'on semble lui interdire dans le département du Bas-Rhin, tandis que, pour toute la France, le gouvernement encourage les évêques, les curés, les sœurs charitables et les matrones à pratiquer la vaccination.

Par suite de l'exécution de l'arrêté en question, le public et le médecin de la ville se méfient, avec raison, du vaccin résultant des vaccinations en masse, et ce dernier renonce d'autant plus volontiers à la pratique de la vaccination, qu'il lui devient difficile à se procurer du vaccin, dont il soit sûr, et que cette opération est vilipendée en ce qu'on la brocante, souvent semi-officiellement.

Les demandes, pour l'ordinaire faites avec indiscrétion, de certificats de vaccination, indisposent ceux qui doivent en présenter, et deviennent d'autant plus importunes pour le médecin qui doit en délivrer, qu'il est souvent dans le cas d'en donner le sixième pour le même sujet, et que le médecin cantonal se donne l'air d'être en droit de le contrôler.

Si je ne suis pas de l'opinion de M. le Prof. FODERÉ relativement à l'arrêté sur l'exercice de la médecine, du 31 Octobre 1810, c'est parce qu'il tend à établir une hiérarchie médicale despotique, à laquelle notre législation et nos institutions ne se prêtent pas, et parce qu'une expérience de dix-sept ans a maintenant prouvé, qu'aucun des avantages attendus de l'exécution de ce réglement n'en a résulté, qu'au contraire le bien réel, existant auparavant, a été sacrifié au mieux chimérique qu'on s'en était promis.

Auparavant, à peu d'exceptions près, tout médecin ou chirurgien de la ville de Strasbourg et surtout le jeune médecin commençant sa carrière pratique, se croyait obligé et s'empressait de secourir gratuitement l'indigence souffrante. On cherchait, autant que possible, à subvenir aux besoins les plus pressants du malade, et ne se hâtait pas à s'en délivrer moyennant une formule de médecine à présenter à la pharmacie de l'hôpital. Le pauvre malade recevait des visites régulières à domicile et gratuites, sans être muni d'un certificat d'indigence, et il n'était pas obligé de se traîner chez le médecin, désigné par l'autorité, qu'il n'est pas sûr de trouver à la maison, et chez lequel il faut faire antichambre. Aujourd'hui le pauvre malade s'adressant à un médecin de la ville, en est renvoyé, avec ressentiment, au médecin cantonal, dont il n'est pas toujours reçu, comme l'autorité veut bien se persuader qu'il l'est.

La visite pour constater les décès est une mesure, à la vérité, sage et importante, surtout sous le rapport des fonctions difficiles et de la responsabilité de l'officier de l'état civil. Au moyen de ces visites, l'autorité a cru découvrir les guérisseurs qui traitent des malades sans y être autorisés; mais aulieu que la famille du défunt en nomme au médecin cantonal, on avance faussement le nom d'un médecin connu, et le fait passer pour avoir traité le décédé. Ne vaudrait-il pas mieux, pour prévenir cet abus, de se faire représenter un billet du médecin qui avait traité le malade? Ce serait bien, au moyen de cette mesure, que l'autorité pourrait s'assurer du nombre des pauvres honteux qui meurent sans le secours d'un médecin, et qu'elle serait à même de poursuivre en justice les personnes qui vendent des médicaments, ou traitent des malades, sans y être autorisées par la loi, comme le réglement du 31 Octobre 1810 semble le vouloir.

Le droit de faire des rapports en justice, que la loi confère à tout docteur en médecine ou chirurgie, a été circonscrit, officiellement, aux médecins de canton, peu après l'apparition de l'arrêté en question, par une circulaire aux autorités judiciaires, et les médecins cantonaux ont dû y être exclusivement autorisés.

Sans doute, l'autorité supérieure a le droit et il est de son devoir d'assurer l'exécution des lois relatives à l'hygiène publique. Elle peut donc imposer l'obligation de faire vacciner tout individu qui ne l'est pas, et surtout les enfants en bas âge, même avant l'âge de trois mois, à moins de raison valable; elle peut et doit même prendre des mesures rigoureuses contre les contrevenants ou récalcitrants; mais elle devait observer le principe de droit, « delegatus non potest delegare, » et ne point, pour l'exécution de ces mesures, déléguer des personnes n'ayant pas de pouvoir administratif, et n'ayant par conséquent d'autre droit à l'accueil de la part de l'administré, que le reflet du respect et de la considération que l'on a pour l'administrateur ; reflet qu'il faut considérer comme l'unique cause de ce que les efforts de l'autorité, pour faire marcher la vaccination à Strasbourg, ne sont pas entièrement paralysés. Elle ne devait surtout pas commettre la même personne pour vacciner, pour forcer la vaccination, pour contrôler et même pour dénoncer les maires et autres fonctionnaires, qui sembleraient négliger cette partie de l'hygiène publique, et enfin, pour surveiller ou contrôler les docteurs et autres individus, non attachés au service de l'administration, et qui, autorisés par la loi à l'exercice de la médecine, sont, par là, sous la surveillance directe ou immédiate de l'autorité, et non dans le cas de reconnaître l'autorité d'un état-major médical pour la vaccination.

L'administrateur, officier de l'état civil, a le pouvoir et les moyens pour forcer la vaccination, au point que nul individu nouveau-né n'y peut échapper; et l'administrateur chef de la police en a de son côté pour ne laisser introduire dans l'arrondissement de sa juridiction aucun individu qui ne fût pas vacciné, ou qui ne s'empressât pas de se conformer à

l'ordre. Mais les mesures coërcitives adoptées jus-
qu'ici pour y parvenir, comme la plupart de celles
proposées par M. le Professeur Fodéré page 118,
*comme mesures législatives pour tous les gouverne-
ments,* étant de nature à formaliser les médecins,
qui ne voient pas de bon œil qu'à leurs pratiques
des personnes bénévoles envoient *leur médecin,* et
à inquiéter continuellement les individus qui sont
allés au-devant du désir de l'autorité, et sont par-
faitement en règle, on doit en attendre, que tout
ce qui peut rendre suspects et problématiques les
effets prophylactiques de la vaccination sera mis
en jeu.

Que l'autorité en use donc de tout son pouvoir et
de tout son droit pour rendre générale la vaccination, mais qu'elle abandonne aux administrés le
soin de se mettre en règle. Qu'elle désigne même
aux pauvres les médecins qui vaccineront au nom
de l'autorité et gratuitement, mais qu'elle n'oblige
pas d'aller préférablement] chez tel ou tel vaccina-
teur. Qu'elle ne donne pas de droit d'inspection à
un médecin. — Que surtout, elle ne s'adresse pas
à un seul médecin pour en être conseillée, ni, à
plus forte raison, à un médecin, qui n'exerçant pas
l'art par lui-même, et restant étranger aux tribula-
tions et aux déboires attachées à son exercice, ne peut
pas connaître les difficultés qui pourront s'opposer
aux mesures de police au mieux imaginées. Si tout mé-
tier soumis au droit de patente, est aujourd'hui repré-
senté par des syndics choisis par les patentés et parmi
eux, pourquoi celui de traiter les malades est-il seul
sans syndics? Que le *premier certificat* de vaccination
soit délivré gratis par les médecins, mais seulement
pour être présenté à l'autorité, et qu'il soit pris note

de ce certificat aux registres des naissances et autres actes de l'état civil, pour qu'il puisse en être fait mention aux actes extraits ; et que tout certificat de vaccination nécessaire postérieurement soit délivré (moyennant une juste rétribution) par l'officier de l'état civil, et non par un médecin. — Les retardataires, contrevenants ou récalcitrants auraient à payer les frais d'avertissement et de poursuite, comme les retardataires relativement au payement des contributions, moyen sûr pour prévenir tout retard ou négligence de la part de l'administré.

DE L'IMPRIMERIE DE JEAN-HENRI HEITZ.

www.ingramcontent.com/pod-product-compliance
Ingram Content Group UK Ltd.
Pitfield, Milton Keynes, MK11 3LW, UK
UKHW021017220726
13924UKWH00001B/21